ESSAI

SUR LES EAUX MINÉRALES

DE SAINT-GALMIER.

ESSAI

SUR LES

EAUX MINÉRALES

de Saint-Galmier;

Par J.-E.-F. Ladevèze,

Docteur en médecine de la faculté de Paris,
ex-Chirurgien Aide-Major militaire, Médecin de l'hospice de la ville de
Saint-Galmier, Correspondant de plusieurs sociétés savantes,
nationales et étrangères.

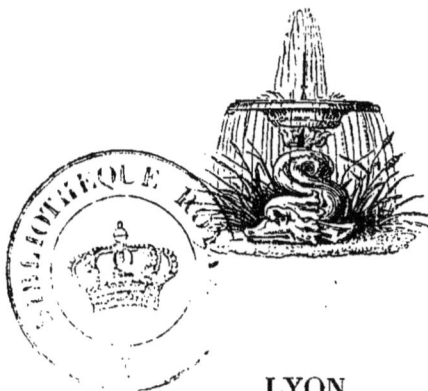

LYON.

IMPRIMERIE TYPOGRAPHIQUE ET LITHOGRAPHIQUE

DE LOUIS PERRIN,

Rue d'Amboise, 6, quartier des Célestins.

1838.

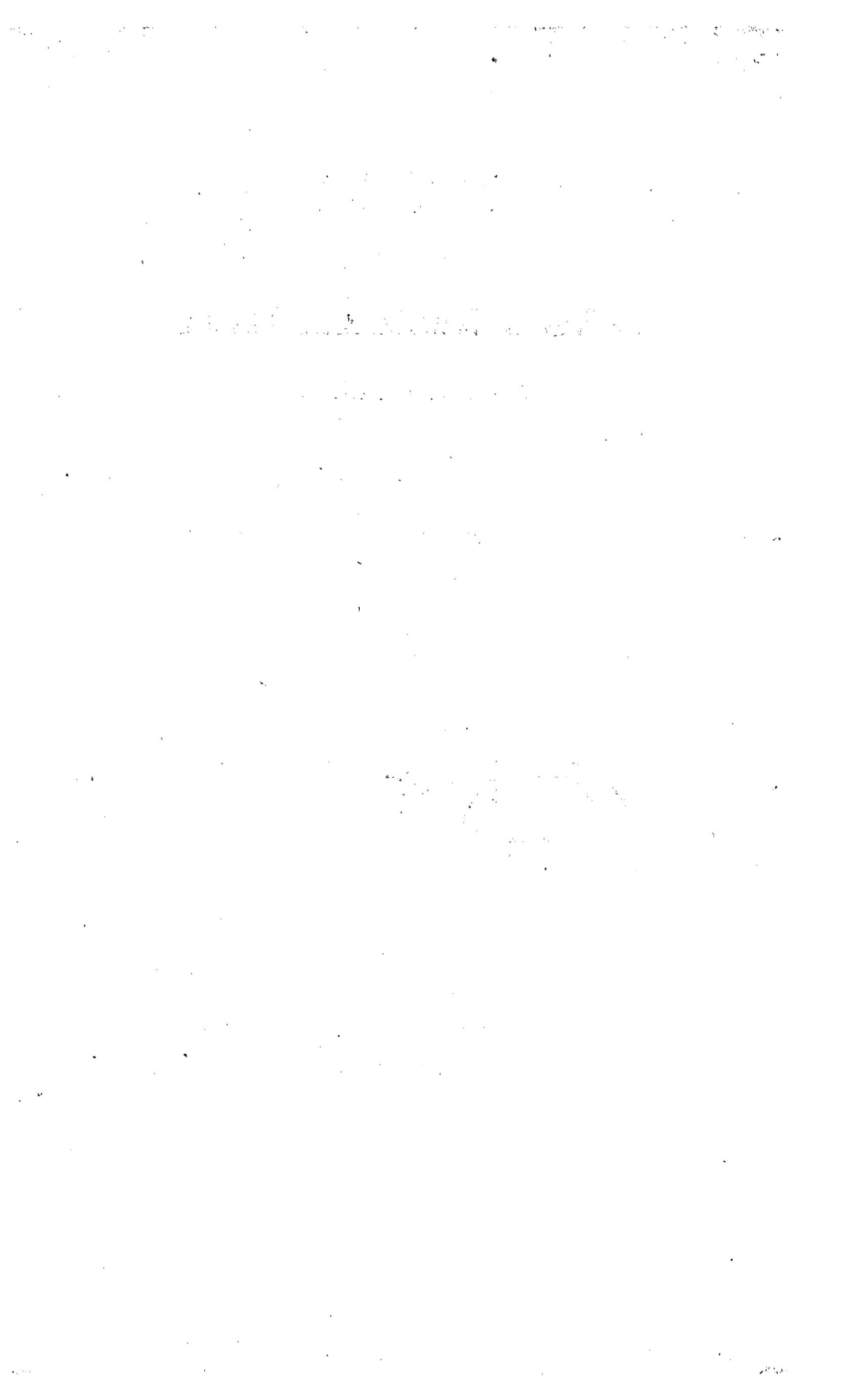

ESSAI

SUR

LES EAUX MINÉRALES

DE SAINT-GALMIER.

❖

La ville de Saint-Galmier, point central d'un riche canton, est située dans une exposition agréable, sur le penchant d'un coteau, à trois lieues de Monbrison et de Saint-Étienne, auprès de la petite rivière de Coise et non loin des eaux de la Loire. Son abord est facile, elle est voisine de la grande route de Lyon. Des marchés très fréquentés appellent fort souvent dans ses murs une grande affluence d'habitants des villes et communes environnantes et des départements voisins. Beaucoup d'affabilité, la plus grande simplicité de mœurs, des habitudes paisibles, un sang pur et beau, caractérisent son heureuse population. Son histoire offrirait quelques pages intéressantes à la description de l'an-

tique France; elle a aussi ses ruines et ses sou-
venirs. César, dans ses Commentaires, a parlé
de ses eaux sous le nom *d'aquæ segusianorum*.
La plume romantique de M. Charles Nodier, et
le crayon spirituel et vrai d'Isabey ou du colo-
nel Athalin ne dédaigneraient pas cette arcade
d'une forme si hardie et d'un effet si pittoresque,
qui porte et mérite le nom vénéré de *Pont des
Romains*. Lorsque les auteurs du voyage dans
la France ancienne, visiteront le Forez qui pro-
met à leur zèle une moisson si abondante, ils
n'oublieront pas sans doute de consacrer quelques pages et un dessin à l'une des plus pré-
cieuses antiquités du département de la Loire.
On verra le Pont des Romains, ce représen-
tant des temps qui ne sont plus, revivre dans
leur magnifique ouvrage, tels que les âges l'ont
fait, avec ses pierres vermoulues liées par un
ciment inaltérable, sa forme élégante et ses
piles grisâtres, assises sur des rochers escarpés,
que les eaux de la Coise couvrent sans cesse
d'une écume blanchissante en se brisant avec
impétuosité contre leur indestructible élément.
Un délicieux paysage ajoute au charme de ce
lieu, en offrant le contraste de la nature toujours jeune et toujours belle, avec la précoce

vétusté et la courte existence des monuments que la main de l'homme élève.

Mais laissons à d'autres le soin de faire connaître les droits de Saint-Galmier à l'intérêt de cette classe de savants qui étudient les mœurs et les coutumes de nos ancêtres dans les débris de vieux édifices, et prophétisent le passé à l'aspect de ces ruines savantes : un soin plus agréable va m'occuper. J'indiquerai au voyageur la position de cette ville comme l'une des plus heureuses qu'il puisse rencontrer ; elle domine la plaine du Forez et permet à l'œil d'embrasser un horizon d'une immense étendue. Saint-Galmier est disposé en amphithéâtre sur un coteau assez élevé, placé au midi et au couchant, et voisin de hautes montagnes. Ses murs bâtis avec soin et d'une grande épaisseur, servent maintenant d'appui à d'élégantes terrasses. Au bas du coteau serpente la Coise dont les eaux peu profondes, mais qui couvrent une large surface, baignent de fertiles prairies et les pieds de saules, d'ormes et de peupliers touffus, dont ses bords sont plantés. Rien de plus attrayant que la vue de la plaine du Forez ; de petites villes, de nombreux villages, des champs féconds, la Loire qui décrit au loin de longs circuits et que les yeux sui-

vent jusqu'à une distance presque incommen-
surable, toutes les merveilles d'une végétation
vigoureuse, et, autour du plateau, des collines
couvertes de vignobles ou de bois épais, attirent
et captivent l'attention de l'étranger. S'il porte
ses regards sur les alentours de Saint-Galmier,
un spectacle plus agreste et non moins beau ob-
tient son hommage. On peut comparer à un
jardin anglais la chaîne de montagnes et les val-
lons qui bornent au nord cette petite ville ; ceux
qui l'habitent savent seuls combien cette partie
de son territoire recèle de beaux points de vue,
de positions agréables et de sites enchanteurs:
à peine a-t-on fait un court trajet dans ces lieux
d'un aspect un peu sauvage, qu'une découverte
de ce genre se présente aux yeux surpris et char-
més. Là, c'est une vallée embellie par une cas-
cade ou le cours tortueux d'une petite rivière ;
ici, un bois traversé en sens divers par des sen-
tiers qui sont de délicieuses promenades. Qu'on
ne m'accuse point de peindre avec de trop belles
couleurs les environs de Saint-Galmier : mes concitoyens diront que je n'ai rien exagéré. Qui ne
sait combien les bords du Lignon ont reçu d'hom-
mages ? Qui n'a entendu parler et de *l'Astrée*
et de son auteur, Honoré Durfé, le premier

panégyriste des sites agrestes de notre département?

Aucun botaniste n'a encore interrogé le pays que traverse la Coise, et cependant des trésors attendent celui qui se livrera à cette étude. Une multitude considérable de plantes curieuses peuple les ravins, les prairies, les coteaux et les montagnes des environs de Saint-Galmier. La diversité des expositions fait varier beaucoup la nature des végétaux qui y croissent, et permet de trouver dans un espace fort étroit, les plantes des contrées marécageuses, celles des montagnes et celles dont les lisières des forêts sont bordées. On dirait que la main de Flore a couvert ce pays aimé du ciel, des semences de toutes les fleurs dont elle compose son élégante corbeille. J'ai été souvent étonné dans mes fréquentes excursions autour de la ville, de rencontrer des végétaux dont je croyais la patrie fort éloignée. Si mes loisirs me permettaient quelques herborisations, je me livrerais avec plaisir à la rédaction d'un catalogue des plantes qui croissent aux environs de Saint-Galmier. Ce travail, auquel je n'ai point renoncé encore, offrirait peut-être quelque intérêt aux membres de la société Linnéenne de Lyon, et de la société d'agriculture de la Loire.

C'est sur les bords de la Coise , c'est au centre d'un riant paysage que se trouve la source d'eau minérale dont l'examen est l'objet principal de cet essai. Une promenade embellie par de larges allées de platanes , offre aux malades qu'attire la renommée de la Font-Fort, un exercice non moins agréable que salutaire. Les sources d'eaux minérales sont presque toujours situées dans des contrées remarquables par le nombre et le genre de leurs graces champêtres, comme si la nature avait voulu orner de toutes ses beautés le lieu où elle présente aux hommes l'un de ses plus précieux bienfaits. Quoi de plus pittoresque que les environs d'Aix en Savoie , si célèbres par leurs cascades , leurs montagnes inaccessibles , le voisinage d'un lac , des collines sur lesquelles tout le luxe de la plus belle végétation se déploie? Qui ne connaît les bords ravissants de l'Al-lier et les agréments du paysage des alentours de Vichy? Il ne manque aux eaux minérales de Saint-Galmier, que la visite d'un personnage de haut rang pour obtenir la célébrité de leurs sœurs aînées. Ces établissements ont dû souvent leur fortune au hasard , et , le dirai-je, au caprice de la mode. Si cette mobile girouette se fixe quelque jour sur la Font-Fort, on la verra prendre parmi les

eaux minérales le rang élevé dont elle est digne
par l'énergie et l'excellence de l'action de ses
eaux.

Quoique cette source ne soit pas encore aussi
fréquentée qu'elle le sera bientôt, rien ne manque aux besoins et à l'agrément des malades,
ils sont reçus dans des hôtels fort bien servis,
et Saint-Galmier leur offre, dans la saison des
eaux, des commodités de toute espèce. Les ma-
gistrats de cette ville réunissent de grandes lumières au zèle le plus soutenu; comment les
avantages que la contrée peut devoir à l'établissement des eaux minérales, lorsque son service
sera régularisé et sa renommée bien consolidée,
auraient-ils échappé à leur perspicacité? Qu'ils
me permettent de leur offrir l'hommage d'une
estime sentie et de ma haute considération. Je
m'applaudis d'habiter une ville dont les heureuses
destinées seront le fruit de la sollicitude pater-
nelle d'hommes qu'on a nommés lorsqu'on a parlé
de leur dévoûment pour le bien général.

Un service de bains a été organisé sur les
bords de la rivière, par M. Ramel, un des
zélés administrateurs de l'hospice civil de Saint-
Galmier; dans cet établissement, tout ce qui
concerne la salubrité et la propreté peut défier

les traits de la critique la plus sévère. Il est à désirer qu'on le complète incessamment par un appareil de bains de vapeurs. Cette acquisition sera peu dispendieuse et augmentera beaucoup les cas d'application des eaux minérales. On pourra alors leur allier des fumigations de toute espèce, des douches variées, et vaincre avec plus de facilité encore des dartres, des gales, des affections vénériennes invétérées, et grand nombre de maladies qui résistent souvent long-temps aux eaux minérales administrées seulement sous la forme de boissons. Toute espèce de bains de vapeur sèche ou humide, émolliente ou tonique, sulfureuse ou mercurielle, serait à la disposition du médecin. Que ne ferait-il pas avec de si puissants auxiliaires !

PROPRIÉTÉS PHYSIQUES ET CHIMIQUES DES EAUX MINÉRALES DE LA FONT-FORT.

L'analyse des eaux minérales de Saint-Galmier a été faite par MM. Richard de La Prade, Martin, Boulanger, et Maurel, pharmacien à Saint-Étienne. J'ai moi-même confié un travail de ce genre à un chimiste distingué de Paris, dont les opérations ont eu un résultat peu différent de celui qu'ont obtenu MM. Maurel et Boulanger. Mais faisons connaître d'abord les propriétés physiques de ces eaux.

Elles sont froides, limpides, et ont un goût acidule prononcé et très agréable. Le gaz acide carbonique qu'elles contiennent se dégage de la source en grosses bulles qui viennent éclater et mourir à la surface du liquide. Un grand nombre des habitants de Saint-Galmier emploient les eaux minérales de la Font-Fort pour le service de la table ; l'habitude d'en faire usage les soustrait à son action médicale, toujours assez grande chez ceux qui ne sont point familiers avec elle.

On ne peut douter que le gaz acide carbonique, cette base de l'eau de Seltz, ne soit le principe dominant dans les eaux minérales de Saint-Galmier, et celui auquel elles doivent leurs propriétés médicales. Sur mille grammes d'eau naturelle, la quantité de ce gaz à l'état de liberté est, suivant MM. Maurel et Boulanger, de deux grammes dix centigrammes. Cette appréciation ne saurait être rigoureuse, les moyens chimiques ne permettent pas de constater positivement les proportions du gaz acide carbonique dans la composition des eaux de la Font-Fort.

J'ai lieu de croire que ces proportions ne sont pas toujours les mêmes ; c'est du moins un fait notoire que le dégagement des bulles, à la surface de la source, se fait avec plus ou moins d'abondance, suivant certaines circonstances.

La partie de ce gaz qui n'est pas libre est combinée avec une base alcaline.

MM. Maurel et Boulanger ont formé, du résidu d'un litre, une dissolution dans l'eau, une seconde dans l'acide nitrique, et une troisième dans la potasse caustique. Le poids du liquide était deux grammes dix centigrammes. Ces dissolutions convenablement examinées ont donné :

	Grammes.	Centigr.
Sulfate de potasse.	o	061.
Muriate de soude.	o	135.
Sous-Carbonate de soude.	o	151.
Carbonate de chaux.	o	535.
Carbonate de magnésie.	o	720.
Carbonate de fer.	o	020.
Silice.	o	113.
Alumine.	o	008.
Oxide de fer.	o	005.
Eau et perte.	o	735.
	Grammes.	Centigr.
TOTAL	2	48.

L'analyse chimique des eaux minérales de Saint-
Galmier, que j'ai fait exécuter à Paris, a donné
des résultats différents : on n'a pas procédé exacte-
ment de la même manière, cependant les mêmes
réactifs ont été employés. Le sulfate de potasse
n'a point été trouvé, de même que le carbonate de fer; le muriate de soude s'est présenté
au chimiste de Paris en quantité beaucoup plus
considérable qu'au pharmacien de Saint-Étienne;
cette différence est importante. C'est par le gaz
acide carbonique qu'agissent les eaux minérales
de Saint-Galmier; aucune induction, sous le
rapport de leur action salutaire dans le traitement des maladies, n'a été la conséquence de
leur exploration chimique. Cette remarque est
applicable au plus grand nombre d'expériences
chimiques qui ont été faites pour conduire à une
détermination exacte des propriétés médicales
des modificateurs de l'organisme.

L'un des membres les plus distingués de la
Société d'agriculture, arts et commerce de la
Loire, et des médecins les plus recommandables
de Saint-Étienne, M. le docteur Lanyer, a fait,
entre les eaux minérales de Saint-Galmier et de
Seltz, un parallèle fort intéressant, dont les
conclusions sont entièrement conformes à mes

observations. L'analogie est remarquable ; toutes deux sont froides , claires , limpides, piquantes, légèrement salées. Les habitants du bas Selters , et une partie de ceux de Schwalbach et de Francfort , se servent, comme ceux de Saint-Galmier, de l'eau minérale comme boisson et médicament. M. Alibert, qui a classé avec talent les eaux minérales , place celles de Saint-Galmier dans sa division des acidules , second genre , acidules froides. Il compose ce genre des eaux de Chateldon , Bar , Saint-Myon , Médague, Vic-le-Comte , Langeac , Seltz , Saint-Galmier.

Mais le docteur Lanyer trouve encore une analogie de principe entre les eaux minérales de Saint-Galmier et celles de Vichy. J'avoue que je ne puis partager son opinion ; celles-ci sont composées , suivant ce médecin, d'acide carbonique , de carbonate de chaux, de carbonate de magnésie, de carbonate de fer , de carbonate de soude , de sulfate et de muriate de soude ; il reconnaît cependant une portion bien plus considérable de sels purgatifs dans les eaux de Vichy que dans celles de Saint-Galmier. M. Lanyer sait parfaitement que le caractère spécial de telle ou telle eau minérale, c'est la prédominance de tel ou tel principe. Deux liquides de ce genre ne pourront être comparés, bien qu'ils contiennent des éléments communs, s'ils ont une base différente. Celles-là sont ferrugineuses et thermales, celles-ci acidules et froides. Nulle analogie entre leurs effets; c'est la preuve la plus certaine qu'il ne saurait exister entre elles identité de nature. Elles ne conviennent pas, à beaucoup près, aux mêmes genres de maladies. Un médecin, qui ne verrait dans les unes et dans les autres qu'une différence du plus au moins, commettrait une erreur grave et s'exposerait à compromettre la vie des malades qu'il soumettrait à leur action. Les eaux minérales de Saint-Galmier peuvent être employées avec avantage, dans un nombre de cas bien plus grand que les eaux de Vichy. Et qu'on ne s'étonne pas de cette assertion; celles-là sont une boisson rafraîchissante, calmante, et par conséquent un élément essentiel du traitement de la plupart des irritations, surtout gastriques; celles-ci sont un médicament stimulant, d'une grande violence, exclu, par sa nature, du traitement des phlegmasies, surtout aiguës, et dangereux quand il n'a pas été utile. On peut user, et quelquefois abuser des unes sans inconvénient,

2

à quelques coliques ou déjections alvines près ;
les autres sont une arme redoutable avec laquelle
on ne saurait jouer sans se blesser.

***

APPRÉCIATION DE L'ACTION MÉDICALE DES EAUX MINÉRALES
DE SAINT-GALMIER.

S'il était possible de retrancher de l'action des
eaux minérales en général , les effets de change-
ment d'air , de régime , d'habitudes, du voyage,
des plaisirs variés qu'offre aux malades leur séjour dans une contrée presque toujours favorisée
par la nature , on aurait sans doute beaucoup à
diminuer des éloges magnifiques que donnent à
ces établissements les médecins qui les gouver-
nent. Aussi, nous l'avouerons , l'action médica-
menteuse de ces eaux est beaucoup secondée par
l'exercice, la distraction , l'espoir d'une guérison
prochaine , la régularité dans les heures du re-
pas , le lever, le coucher. Les malades , comme
le dit le docteur Bertrand dans ses recherches
sur les eaux du Mont-Dore, se trouvent tout-à-
coup lancés dans un monde nouveau , au milieu
d'une foule mouvante , inoccupée , exempte de
soins , libre de devoirs , affranchie d'affaires , où

chacun ne songe qu'à son rétablissement, et travaille, sans s'en douter, au rétablissement des autres. On se voit, on s'encourage mutuellement, en s'entretenant de ses maux ; il est si doux d'en parler à qui nous écoute ! Et quel autre nous écouterait avec l'intérêt de celui qui souffre lui-même ? Que les heures qui s'écoulent dans de pareils entretiens se passent doucement ! Que de moments d'inquiétude et de découragement ils préviennent !

Autre chose est de prendre les eaux minérales à une grande distance de leur source, et sur le lieu même où celle-ci les verse. Tel malade, qui n'a eu qu'à s'applaudir d'un voyage à Bagnères ou à Néris, est surpris de faire usage sans succès, dans sa demeure, des mêmes eaux dont il avait tant à se louer. Médecin dans un pays qui possède des eaux minérales excellentes, je n'aurai pas assez peu de philosophie pour les transformer en panacée universelle, et pour me faire illusion à moi-même, sur les causes secondaires des succès nombreux que mes confrères et moi obtenons de leur emploi.

Elles ont une grande et antique renommée dans le Forez ; cette célébrité, elles la justifient. Je ne me bornerai point à citer mon expérience.

Depuis plus de cent soixante ans que la médecine est pratiquée à Saint-Galmier par ma famille, toujours les salutaires effets des eaux de la Font-Fort ont été remarqués, et leur action soigneusement étudiée.

Avant d'indiquer les maladies qui réclament leur emploi, faisons connaître quelles précautions doivent précéder leur usage.

On ne doit se déterminer à prendre les eaux que d'après les conseils d'un médecin instruit. Si les eaux minérales ne produisent pas toujours les résultats qu'on en attendait, c'est l'indocilité, la négligence, ou l'intempérance des malades qu'il faut en accuser. Le médecin inspecteur des eaux doit être particulièrement consulté ; personne mieux que lui ne connaît comment elles agissent, et de quelles modifications leur emploi est susceptible. Nul médecin ne peut avoir sur ce sujet important une expérience aussi variée et aussi positive que la sienne, c'est lui qui prescrira à chacun le régime qu'il doit observer; et par ce mot, il ne faut point entendre seulement ce qui regarde les boissons et les aliments, mais encore le repos, l'exercice, le sommeil, la veille, la manière de se vêtir, enfin tout ce qui concerne les modificateurs du corps humain.

La manière de bien diriger le régime, est,
sans contredit, la base fondamentale et la partie la plus essentielle du traitement de toutes
les maladies. On serait grandement dans l'erreur si l'on regardait cette science comme une
chose facile ; il ne s'agit pas de quelques rè-
gles générales que l'on applique à tout le
monde et que tout le monde connaît ; il s'agit
d'établir ce qui convient le mieux à chaque
individu , à chaque tempérament, à chaque âge,
en un mot, à chaque circonstance. Ce travail
exige une connaissance profonde de l'état du
malade et des ressources de la nature. Dans les
maladies , les moindres erreurs peuvent être
mortelles ou du moins très dangereuses. Le médecin inspecteur prescrira les préparations qui
doivent précéder l'usage des eaux , indiquera
l'heure de la matinée où il convient le mieux de
se rendre à la source , la quantité de verrées que
chacun doit boire, l'intervalle précis qu'il faut
laisser entre chaque verrée , le nombre de jours
que l'on doit prendre les eaux , la manière de
terminer leur emploi ; lui seul déterminera si
elles peuvent être administrées pures ou coupées,
tièdes ou froides, s'il est à propos ou non d'y
ajouter des sels neutres , et si leur usage doit

être secondé de celui des bains. Combien de
fois n'ai-je pas vu des buveurs d'eau payer chè-
rement de leur santé l'imprudence qu'ils avaient
commise en se constituant les arbitres de leur
conduite! Combien de fois n'ai-je pas eu à dé-
plorer les suites d'un abus qui n'est que trop
commun parmi ceux qui prennent les eaux de
la Font-Fort ! La plupart de ces derniers, dans
l'intention d'accélérer leur guérison et d'abréger
leur séjour aux eaux, en boivent beaucoup trop
à la fois les premiers jours de leur arrivée ; cette
imprudence ne demeure point impunie. Une
anxiété générale , des pesanteurs d'estomac, divers mouvements convulsifs , des irritations gastriques, une céphalalgie violente , et quelquefois des phlegmasies graves se développent avec
énergie, par l'emploi, à trop haute dose, d'eaux
minérales, dont l'action sur l'organisme n'est
salutaire que lorsqu'une grande prudence pré-
side à leur administration. Telle quantité de ce
liquide qui , prise en trois jours, a enfanté l'une
de ces maladies, aurait produit d'excellents effets
si elle avait été confiée aux voies gastriques pendant le cours de plusieurs semaines ; autant une
sage lenteur eût été utile , autant devient dan-
gereuse trop de précipitation.

Les eaux de la Font-Fort ne conviennent pas
à toutes les maladies, à tous les tempéraments ;
elles doivent être rigoureusement défendues aux
constitutions éminemment nerveuses et irritables, et aux malades qui sont frappés de la phthi-
sie pulmonaire, ou de phlegmasies aiguës. Mais
leur efficacité, comme agent thérapeutique, dans
un grand nombre de circonstances, est, depuis
longtemps, constatée par des observations irré-
cusables et très multipliées.

L'application de la physiologie à la médecine
a fait, depuis quelques années, une révolution
immense, supérieure, sous le rapport des avantages que la société en retire, à l'importante
découverte de la vaccine. En faisant connaître
l'organe souffrant dans ces maladies, la doctrine
nouvelle a aussi révélé le secret de le rendre à
l'exercice libre et régulier de ses fonctions. On
méconnaissait souvent les irritations de l'estomac
et des intestins (de tous les maux qui nous
affligent, le plus commun et le plus redoutable).
Un jour nouveau a lui, et maintenant l'art de
guérir a acquis sous le rapport de ses procédés
et de ses avantages, un degré de certitude dont
il avait manqué jusqu'alors. Les eaux minérales
de Saint-Galmier conviennent parfaitement dans

le traitement des inflammations si nombreuses ,
si fréquentes de l'estomac et des intestins, surtout
lorsque la maladie n'a pas atteint encore ou a
franchi la période aiguë.

La boisson que l'on conseille dans ces cas ,
spécialement dans le traitement des gastro-
entérites chroniques , c'est l'eau gazeuse , c'est
un liquide frais et acidule. Tel est le caractère
de l'eau minérale de la Font-Fort : aucune boisson ne saurait être plus agréable à la surface
muqueuse irritée.

On fait à Lyon , et dans d'autres villes , un
grand usage de l'eau de Seltz ; elle est conseillée
pour boisson habituelle , soit pure , soit coupée
avec l'eau ordinaire , aux personnes dont les
voies gastriques sont très irritables. Nul doute
qu'elle ne puisse être remplacée par l'eau de
la Font-Fort , qu'on se procurerait à de bien
moindres frais. Que lui manque-t-il pour acquérir
la célébrité de sa rivale ? une origine étrangère.

Quelques estomacs ont une grande disposition
au vomissement ; dans ces cas assez communs ,
une irritation accidentelle condamne ce viscère
à des contractions convulsives violentes ; les médecins prescrivent alors la potion anti-émétique
de Rivière , qui agit par le gaz acide carbonique

qu'elle dégage abondamment et dont le résidu
est un sel irritant laissé dans les voies digestives ;
cette potion serait remplacée fort avantageuse-
ment par les eaux minérales de Saint-Galmier :
j'ai eu souvent occasion de m'en convaincre.

Une jeune sœur de l'hôpital de Saint-Chamond,
d'une constitution délicate et presque anémique,
était cruellement tourmentée, depuis un an, par
des vomissements opiniâtres. Tout l'arsenal des
anti-spasmodiques et des anti-émétiques est em-
ployé en vain ; l'irritation gastrique augmente :
la malade vient à Saint-Galmier , me consulte ,
et est soumise à un traitement composé d'applications de sangsues sur l'épigastre , d'un régime
sévère , et de l'usage, à l'intérieur, de l'eau de
la Font-Fort coupée avec du lait ; cette médi-
cation triomphe en quelques semaines de la gas-
trite chronique. La phlegmasie reparaît sept
mois plus tard , et s'annonce encore par des vomissements moins intenses, il est vrai , que les
premiers : mêmes prescriptions, même succès ;
la maladie n'a pas reparu.

La boulimie, le pica, le pyrosis , les diarrhées,
toutes ces manières d'être si communes de la
gastro-entérite chronique , réclament les eaux
minérales de la Font-Fort. Je fais usage de ce

médicament avec un merveilleux succès , tantôt
n'employant que lui , tantôt le modifiant par
son union à d'autres substances médicinales , et
toujours en lui donnant pour auxiliaires l'usage
méthodique de l'exercice et un régime bien ordonné.

C'est particulièrement sur l'appareil urinaire
que nos eaux déploient leur action ; elles conviennent , par excellence, aux malades affectés
de gravelles et d'irritation chronique des reins.
Jamais, de mémoire d'homme, on n'a vu d'habitants de Saint-Galmier souffrir de la présence d'une
pierre dans la vessie ; jamais aucun d'eux n'a
été dans la nécessité de se soumettre à l'opéra-
tion de la pierre , ils doivent cet avantage à l'usage
quotidien qu'ils font de leurs eaux minérales , le
meilleur , le moins irritant des diurétiques.

Un homme de trente-deux ans, brun, fortement constitué , se présente à moi et se plaint
d'une douleur profonde et vive dans la région
du rein : cette partie de l'abdomen est sensible
au toucher ; l'urine est sécrétée en petite quantité, rouge, graveleuse et chargée d'un sédiment
abondant. Ce malade , étranger au département,
avait été opéré de la pierre à l'âge de douze ans, et
craignait, avec raison, d'être dans le cas de l'être

une seconde fois. Les eaux de Saint-Galmier lui
sont prescrites pour tout médicament ; il en prend
trois verres le premier jour , quatre le second ,
et ainsi progressivement jusqu'à quinze dans les
vingt-quatre heures. Bientôt l'irritation du rein
diminue ; un flux abondant d'urine limpide s'éta-
blit : cet homme est guéri en cinq semaines ,
et reconnaissant envers sa bienfaitrice , il s'en-
gage à faire chaque année une visite à la fon-
taine de la Font-Fort , et à prendre de loin à
loin son eau salutaire dans son domicile. Sa
santé est maintenant excellente.

Toutes les irritations abdominales chroniques,
particulièrement celles du foie , cèdent à l'action
de nos eaux minérales, lorsque la désorganisation
n'a pas fait encore de grands progrès. Elles sont
très utiles aux femmes chlorotiques , à celles
qui ont ce qu'on nomme vulgairement des dé-
pôts de lait , et à celles dont l'évacuation pé-
riodique est arrêtée ou se fait irrégulièrement.

Madame A*** de Lyon , mariée depuis cinq
ans , n'avait pas d'enfant et désirait ardemment ,
mais sans succès , d'en avoir. Comme la plupart des femmes des grandes villes , elle était
affectée de fleurs blanches , et , fidèle aux an-
tiques errements , son médecin combattait sa

leuchorrée en remplissant son estomac de mar-
tiaux, de toniques, d'astringents. L'irritation gastrique nourrissait celle de l'utérus et du vagin,
et sous l'influence de ce traitement incendiaire,
la perte blanche, loin de tarir, devenait de plus
en plus abondante. Certain que la maladie était
une phlegmasie chronique, instruit par plusieurs
exemples que la stérilité est souvent causée par
une irritation chronique de l'utérus, je con-
seillai à Madame A*** les eaux de Saint-Galmier ; elle eut confiance en mes promesses et
s'en est bien trouvée. Deux voyages ont opéré
sa guérison, et le second a été promptement
suivi d'une grossesse dont les suites ont été très
heureuses.

Citerai-je des observations de rhumatismes
guéris par les eaux de la Font-Fort ? mais, parmi
le grand nombre de celles que je possède, lesquelles choisirai-je ? Dans les derniers jours du
mois de juin 1817, un homme des environs de
St-Bonnet-le-Château, âgé de trente-huit ans,
d'une constitution forte et athlétique, d'un
tempérament bilioso-sanguin, entre dans mon
cabinet, soutenu par deux hommes et appuyé
sur deux béquilles. Il m'annonce le dessein d'al-
ler aux eaux d'Aix en Savoie, chercher quelque

soulagement à un rhumatisme qui , né depuis
deux ans , l'avait, depuis six mois , privé de
l'usage de ses membres. Je l'examine , je l'in-
terroge sur ses maux : son visage est fortement
coloré, ses yeux sont étincelants , les carotides
battent avec force, sa langue, couverte au milieu
de mucosités brunâtres , épaisses, est sur ses
bords d'un rouge cerise ; il se plaint d'une douleur fixe dans la région de l'estomac, d'une céphalalgie intense , d'une soif inextinguible , et d'une
constipation opiniâtre. Le traitement auquel il a
été soumis, s'est composé de tisannes sudorifiques,
de stimulants les plus violents, d'applications réi-
térées de vésicatoires , et a souvent causé une
gastralgie excessive , des vomissements et des
selles sanguinolentes. L'existence d'une phlegmasie gastro-intestinale aiguë me paraît évi-
dente ; j'attribue aux remèdes incendiaires qui
ont été prescrits, la violence de l'inflammation.
Docile à mes conseils ; le malade renonce à son
voyage aux eaux d'Aix : une copieuse saignée
est faite et répétée deux jours après ; quarante
sangsues sont placées dans l'intervalle , sur la
région épigastrique ; j'ordonne des bains , un
régime sévère , et pour boisson du petit-lait et
une limonade gommeuse ; bientôt une grande

amélioration se déclare : dès ce moment l'usage
des eaux minérales est commencé. Elles irritent
l'estomac pendant les premiers jours de leur emploi ; la gastralgie reparaît, mais est promptement
anéantie par une application de dix-huit sangsues
sur l'épigastre , réitérée peu de jours après pour
enlever des maux de tête violents. Ces effets ob-
tenus, je prescris de nouveau les eaux de la Font-
Fort, mais avec l'attention de les couper d'abord
avec une infusion de feuilles d'oranger, puis avec
une solution de gomme arabique. Enfin l'estomac
s'habitue à leur action, et la reçoit sans mélange
pendant deux mois. Gastralgie, céphalalgie, constipation, rhumatisme, tout disparaît ; les articula-
tions sont raides encore , mais cependant obéissent
aux volontés du malade. Je lui conseille de conso-
lider sa guérison par un second voyage aux eaux
l'année suivante ; il tient parole , et, à l'étonne-
ment extrême de ceux qui l'avaient vu dans le
piteux état où il se présenta à moi, retourne à St-
Bonnet, radicalement guéri de tous ses maux.

Beaucoup d'éruptions dartreuses sont causées
par des phlegmasies chroniques de viscères abdo-
minaux ; elles font de rapides progrès si, mécon-
naissant leur étiologie , le médecin verse des
liquides stimulants sur une surface muqueuse

irritée ; elles diminuent et disparaissent lorsqu'un traitement bien ordonné éteint la gastro-entérite latente qui les nourrit. Cette maladie est combattue avec succès par les eaux de la Font-Fort. J'explique de cette manière un grand nombre de guérisons de dartres que j'ai obtenues.

L'indication générale des maladies très variées que l'on attaque avec bonheur, par l'emploi méthodique des eaux de la Font-Fort, était l'objet spécial de cet Essai ; si j'avais voulu faire un livre, il m'eût été facile d'y parvenir en publiant une partie des observations que j'ai recueillies. Mais j'ai écrit pour être utile, si je le pouvais, à mes concitoyens, et non avec la prétention de briguer un succès littéraire. Heureux dans le traitement d'une multitude considérable de maladies, par l'usage raisonné de nos eaux minérales, il m'a semblé que je devais indiquer leurs propriétés à l'expérience et aux lumières de mes confrères, et que, taire leurs bienfaits journaliers, ce serait de ma part une ingratitude condamnable. Tout médecin qui croit avoir trouvé un moyen d'être utile à l'humanité, doit compte à la société de sa découverte, voilà le motif et la justification de cet Essai.

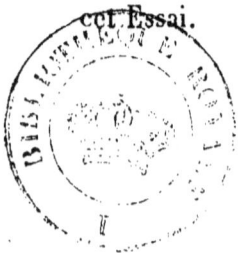

www.ingramcontent.com/pod-product-compliance
Lightning Source LLC
Chambersburg PA
CBHW070756210326
41520CB00016B/4716